SUR

LES MOYENS DE SE TRAITER

SOI - MÊME

DE

LA MALADIE V....,

AVEC OU SANS MERCURE;

Par LAMBON,

Chirurgien-Accoucheur.

~~~~~~~~~~~~~~~~~

PRIX 25 CENTIMES.

~~~~~~~~~~~~~~~~~

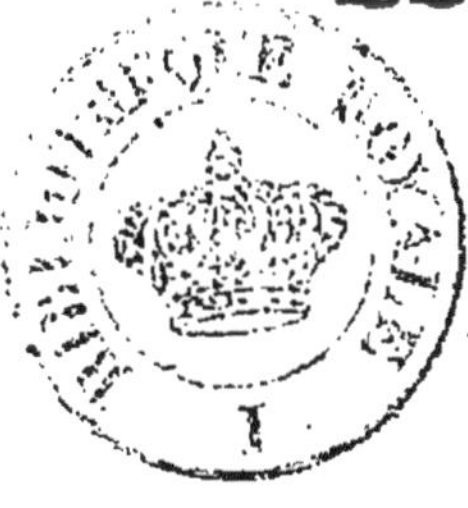

A PARIS,

CHEZ { L'AUTEUR, place du Palais-Royal, n°. 229;
MARTINET, Libraire, rue du Coq, n°. 15.

———

1816.

IMPRIMERIE D'ANT. BERAUD,

Faubourg Saint-Martin, N°. 70.

SUR

LES MOYENS DE SE TRAITER

SOI-MÊME

DE

LA MALADIE V....,

AVEC OU SANS MERCURE.

~~~~~~~~~~~~~~~~~~~~~~~~

SALUT aux savans qui possèdent des secrets pour les maladies vénériennes et autres.

Il y a plus de trente ans que nous attendons l'effet de la libéralité de ces privilégiés du ciel, la formule sacrée de leur antidote bienfaisant; mais vaine espérance!... Nous sommes obligés de rester avec nos anciens préceptes, que nous tâchons, il est vrai, de modifier et de développer autant que le permettent les divers cas et les
~~~~~~~~~~~~~~~~~~~~~~~~

forces de notre génie; mais en dernier résultat, c'est toujours le *vilain* mercure qui préside à nos cures.

N'est-il pas affreux d'être forcé de s'arrêter à cette ressource *meurtrière*, quand, de toutes part, on publie à son de trompe les moyens merveilleux qui *prouvent* que le traitement au mercure est mortel!... et encore que la mort ne frappe ses victimes qu'après une vieillesse longue et pénible, et toujours anticipée de la moitié de leurs jours qu'elle dévore au milieu des angoisses. Il est vrai de dire que nos maîtres ne font rien pour agrandir le domaine de l'art; car si pour être savant en médecine, il faut savoir supporter et braver tous les dégoûts, l'effet des veilles, la peste et même la rage, comment se fait-il qu'un sentiment d'amour-propre mal entendu, retienne tous les maîtres, et les empêche de se réunir, pour, au moyen d'une humble supplique qu'on présenterait (*à genouil* s'il était besoin) aux pieds de ces Messieurs, ne pas tâcher d'obtenir de leur munificence la publication ou la publicité de leur brillante découverte ?... Pourquoi cette coupable indifférence ?... Aurait-on peur, par exemple, d'accorder les primes destinées au talent ? voudrait-on refuser de couronner ces têtes modestes et ignorées dans le monde médical ?.. Car on doit supposer qu'un honnête homme n'oserait pas, contre les intérêts du genre humain, annoncer publiquement des faits qu'il croirait faux. Celui-là, bien certainement, qui propose un *Rob* ou un traitement sans mercure pour guérir la maladie vénérienne, annonce bien positivement que le mercure est nul ou dangereux; donc il ne faut pas de mercure pour guérir ces maladies; donc ceux qui l'administrent sont coupables d'ignorance; donc ils doivent êtres dénoncés à l'opinion publique , et dès ce moment on doit prononcer anathême contre les fourbes et les ignorans, qui ne rougissent pas d'employer des drogues malfaisantes, dangereuses et mortelles dans le traitement des maladies vénériennes. Il est temps de mettre un frein à l'envie, jalouse de toutes les réputations, et de lever, de déchirer même le voile de la modestie qui dérobe ces grands hommes aux regards des admirateurs extasiés, dont le nombre grossit chaque jour. Ces savans par excellence, les seuls qui ont du savoir et de la science !... la science infuse !... il est injuste et même cruel de leur ravir le *juste* tribut d'éloges qu'ils méritent.... Est-ce donc assez de voir leur noms tapisser toutes les murailles ?... Non ; il faut encore que les trompettes de toutes les renommées soient entendues des vrais amis de l'humanité, et, malgré tous les efforts combinés de la cabale doctorale, il faut, oui, il faut qu'ils triomphent !... Taisez - vous , docteurs pleins de vanité et d'orgueil, laissez-nous publier les explois de ces génies inspirés, les seuls capables de guérir les maladies contagieuses.... Rentrez dans les limites de votre igno-rance !... sachez admirer et vous taire !... laissez occuper la scène des succès à ceux que vous avez l'injustice de mé-connaître !... cachez-vous tous les Cu-lorier, les Gilbert, les Alibert, et trois pages d'etc. !... baissez le front devant toutes les murailles de la Capitale ; vous n'êtes que des ignares !... Vous osez qualifier du titre de charlatans des hommes d'un génie transcendant !... vous osez dire qu'ils sont couverts du manteau de la fourberie pour tromper tout le monde !... O blasphême épouvantable !... eux dont l'âme noble, juste et désintéressée, est aussi élevée que leur savante doctrine...; eux, se parer au dépens et avec les habits d'autrui !... Oh! non, jamais les plumes du paon ne feront leur parure ordinaire !... On les reconnaîtra toujours à leur figure de *vérité*. O scandale exécrable ! peut-on jamais.... L'expression nous manque.... Pauvres victimes !... Vous, tromper les hommes !... O cruels détracteurs ! sachez au contraire que ces hommes divins traitent même des malades qui se portent bien. Où trouver un zéle aussi soutenu, une prévoyance plus sage ?... O mon Dieu! que l'homme mal prévenu est injuste !... Combien l'esprit de corps est dangereux !... Oh!

si ceux-là qui, à toute minute se sacrifient *pour le bien* d'autrui, sont notés d'infamie, à quoi bon d'être honnête homme!!...Un petit exemple sur un fait de pratique rapporté avec fidélité, servira peut-être à les justifier. Le voici :

Un homme s'est exposé : il est effrayé des risques qu'il a courus; il ne remarque pas encore des symptômes; mais, tourmenté par la crainte, il se détermine à consulter.

Après les *salutations* d'usage, Monsieur, lui dit-on, il est urgent d'aller au devant du mal, c'est un feu qui couve, et qui ferait éruption dans quelques jours : prenez ceci pour empêcher les accidens de se manifester au dehors, et en continuant d'en user vous guérirez en douze ou quinze jours. Si, au contraire, ce monsieur est malade déjà, on lui fait une dé-

monstration contre l'usage du mercure, et on lui donne le merveilleux
remède secret. Ainsi donc sans nous
laisser influencer, nous reconnaissons
en principe que, d'un côté, on guérit
sans mercure en douze, quinze ou
vingt jours; de l'autre, on guérit sans
convention d'époque avec un spé-
cifique général. D'une part, on donne
un traitement (comme préservatif
sans doute) à ceux qui ne sont pas
malades; de l'autre part, on se hâte
de rassurer le craintif à qui l'on
prouve qu'il se porte bien; par ici,
on fait un traitement de 3o à 5o
francs; par-là, on reçoit 5 francs de
consultations, des remerciemens et
des bénédictions; d'un côté on se ré-
jouit d'une aubaine; de l'autre, on
dors en repos avec sa conscience.

Dans le nombre de ceux pour qui
rien n'est sacré, et qui voient dans tous

les hommes autant de comédiens, il en est qui assurent que les promesses de guérir en quinze ou vingt jours, est l'effet d'un thême fait d'avance, et que leurs auteurs savent très-bien ne pas pouvoir tenir parole; d'autres soutiennent qu'il existe une troupe d'acteurs pour la tragédie curative, que chacun prend son rôle chez M. *Injecto-Astreingentico*, M. *Thérenbentico* et M. *Copahue de Vitriolico*. Hé bien, qui pourra dire que la cure ne suit pas ce traitement? Donc il ne trompe pas; mais gare au *memento*, direz-vous. N'ayant pas caractère pour vous forcer dans vos méthodes, nous nous bornerons à dire que, si vous mettez le public dans la confidence, vous nuirez essentiellement à l'intérêt de plusieurs de ces braves gens d'une part et de l'autre, c'est donner l'éveil à l'administration sur une mesure qui fera un tort incalculable à messieurs les afficheurs; et puisqu'il est vrai qu'il existe, dans les rues, des vendeurs de bonne aventure et des vendeurs de numéros de loterie, c'est qu'il est convenu qu'il faut que tout le monde vive. D'après ce principe, nous supposons qu'on a tort de s'élever contre ce qu'on ne peut renverser. Nous n'avons plus qu'un mot à ajouter en faveur des possesseurs de secret, parce que nous prenons à tâche de mettre chacun à sa place : l'observateur saura bien à quoi s'en tenir. Ces messieurs procurent au malade les moyens de se traiter soi-même : ceci est avéré par les placards, c'est donc une faveur ou plutôt un privilège assez flatteur pour trouver chalant; et notez bien qu'on ne veut pas autre chose. Tous les mé-

decins, qui se croient un peu de mé-
rite, ne conviennent-t-ils pas qu'ils
sont obligés d'avoir l'esprit tendu
dans presque tous les cas de maladie? Donc ils ne conviendront pas
qu'on puisse toujours se traiter soi-
même. Tous les avantages sont donc
pour les malades qui s'adressent aux
inspirés. Vive donc les secrets....
Vivent leurs auteurs... ou plutôt...
O bonne et tendre Lucine!.... O
Esculape!.... O vous tous les Dieux
de l'humanité souffrante! inspirez
les *Savans*, auteurs de secrets, afin
qu'ils veulent bien donner de la publicité à leurs formules merveilleuses,
ou faites que tous les docteurs des
écoles, en sacrifiant le sentiment de
leur coupable indifférence puissent
obtenir l'autorisation de payer ou
faire payer aux possesseurs de secrets la prime que la loi accorde

aux savans qui ont fait des découvertes utiles. Car jusque-là nous serons forcés de suivre la marche tracée par les anciens.

Afin de ne pas nous attirer le reproche de favoriser un parti au préjudice de l'autre, nous allons ,p ar des exemples, justifier de notre impartialité.

Si d'une part les membres des écoles se croient plus savans que ceux qui veulent l'emporter sur eux, il faut que les uns et les autres souffrent la publication de leur traitement présumé.

Premier exemple. — Si une personne d'un tempérament lymphatique, ayant un estomac faible et débile, est affectée d'une maladie v[e]......, son traitement cordial se compose des eaux cordiales distillées : on en fait un sirop selon les régles de l'art auquel on ajoute les douze grains de Mur. ox.; dissout plus les eaux cordiales spiritueuses pour la quantité d'une pinte de ce rob, sirop, ou électuaire ainsi disposé, on en met un petit verre à eau-de-vie dans un grand verre d'infusion d'eau de chardon béni ou autre, que l'on prend matin et soir, avec ou sans la panacée M. en bol, que l'on prend en même-temps à la dose de deux à quatre grains, et au moyen d'un régime analeptique; les périodes de la maladie, scrupuleusement suivies, le malade doit guérir.

Deuxième exemple. — Une personne ayant une maladie v...., serait affectée de la poitrine : hé bien! les béchiques lui seront accordés; son *électuaire*, ou son *rob*, sera gommeux et tempérant; on y ajoute la dissolution de Mur. Ox., à la dose de douze grains sur une pinte, et comme du précédent, on en met un petit verre à eau-de-vie, sur un verre de dissolution de gomme arabique ou autre boisson appropriée, dans lequel on ajoutera une cuillerée à café d'eau de fleurs d'orange distillée pour le matin et le soir, et la panacée selon l'exigeance des cas.

Nous croyons dans la sincérité de notre cœur, que pour ses deux cas comme pour les autres, l'œil du médecin est réellement nécessaire.

Troisième exemple. — Une personne affectée de scorbut a besoin d'anti - v........; eh bien, l'amalgame de cet antidote et des anti-scorbutiques lui est nécessaire, il faut toujours, et bien entendu le M. ox., ou on prend un petit verre à eau-de-vie matin et soir dans un verre de tisanne appropriée, etc.

Quatrième exemple. — Le rob ou électuaire, destiné à une personne affectée de la maladie v...., d'un tempérament bilieux, sera sudorifique, etc.

Cinquième exemple. — Si une personne, plus ou moins irritable, qui a une grande mobilité dans les nerfs, est affectée d'une maladie v........; son rob ou son électuaire sera antispasmodique. En général tous les traitemens doivent être composés selon les divers degrés de complication; et lorsque l'antidote préside à leur confection, on obtient la guérison de plusieurs maladies en même temps; mais encore une fois dit, nous croyons qu'il est nécessaire qu'un médecin régularise les traitemens, et particulièrement lorsque les malades sont obligés de se soustraire aux regards de leur famille; car on ne peut se le dissimuler, le repos et le bon-

*

heur des familles dépend très-souvent du mystère qu'on garde ou qu'on fait garder à l'occasion des maladies v.......... Enfin, une femme grosse ou en couche, une nourrice, un enfant naissant, celui qui plus âgé, ayant une maladie v........ constitutionnelle, aurait encore des vers, chez lequel on observerait un principe dissolvant, qui porte le caractère sensible de la dépravation des humeurs, ce qui ajoute singulièrement à la difficulté de le traiter, doit cependant guérir si on réunit avec méthode les anti-v........, les anti-scorbutiques aux anti-vermineux; ce qui n'empêche pas d'y ajouter les narcotiques combinés avec les analeptiques, à cause du système d'irritation et de l'état de marasme; mais cette partie de traitement s'accorde intermédiairement; ainsi, s'il

est convenu qu'on amalgame les anti-
v........ avec nombre de drogues
propres à combattre beaucoup de
maladies, avec les anti-gallatiques
pour les femmes qui ne peuvent nour-
rir, avec les absorbans, les altérans,
les tempérans, les béchiques, les analeptiques, les cordiaux, les anti-scorbutiques, les anti-vermineux, etc., etc.
On peut conclure que ceux qui traitent toutes les maladies, même d'une
même espéce, par cela seul qu'elles
sont toujours influencées par la na-
ture des humeurs et autres circons-
tances, et compliquées d'un ou de
plusieurs symptômes de complication; que ceux, disons-nous, qui
traitent toutes les maladies avec les
mêmes traitemens, peuvent passer
pour être moins instruits sur la médecine que ceux qui formulent sur
les divers caractéres de complications

dont beaucoup sont masqués et très-difficiles à distinguer. C'est peut-être la cause qui fait dire : Qu'est-ce qu'un Médecin dont la science est de guérir une maladie seulement ?

Les femmes si souvent malades à cause de la mobilité de leurs nerfs qui donne lieu à tant de maladies, ces maladies qui leurs viennent avant les crises périodiques, ou pendant leur existence à l'occasion des milliers de causes de suppressions; celles qui ont ou qui n'ont pas la grossesse pour cause, les maladies des femmes enceintes ou en couche, les maladies laiteuses, les faiblesses des organes, la débilité de l'estomac, les maladies de la peau, toutes les maladies des enfans, et en général toutes les maladies ne nécessitent-elles pas une tension perpétuelle d'esprit; et celui là qui sacrifie toutes ses veilles

à l'étude, peut-il adopter un traitement unique dans quelques cas que
ce soit?

Maintenant que les traitemens à
la quinzaine sont mis en comparaison
avec les traitemens réguliers : c'est
aux intéressés à choisir.

L'auteur n'étant pas libre de tous
ses instans pour les cas dont il s'a-
git, n'est à son cabinet de consul-
tation que de midi jusqu'à quatre
heures tous les jours, les dimanches
exceptés.

Au moyen d'une lettre affranchie,
les personnes, à qui les heures indi-
quées ne conviennent pas, en indi-
queront une autre; mais alors elle
sera très-précise.

Il reçoit toujours en pension les
dames enceintes, et, lors de l'ac-
couchement, elles sont libres de le

prendre pour accoucheur ou la dame sage-femme.

En parlant du *rob* ou *électuaire* pour les personnes d'un tempérament lymphatique, nous avons donné la preuve que, quand il s'agissait de la composition des médicamens contre la maladie v........., il fallait avoir égard aux caractére et divers états de complication, des tempéramens, de l'âge, de la force, du sexe, etc., etc.

9 782019 280901